"贵州乡村振兴"书系获
贵州出版集团有限公司出版专项资金
资　助

U0266393

"农村健康生活知识手册"丛书

高血压
防治知识手册

贵州省疾病预防控制中心 / 编

胡远东　赵否曦 / 主编

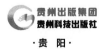
贵州出版集团
贵州科技出版社

·贵　阳·

图书在版编目（CIP）数据

高血压防治知识手册 / 贵州省疾病预防控制中心编 ；
胡远东，赵否曦主编. -- 贵阳：贵州科技出版社，
2023.6

（"农村健康生活知识手册"丛书）

ISBN 978-7-5532-1232-6

Ⅰ. ①高… Ⅱ. ①贵… ②胡… ③赵… Ⅲ. ①高血压
－防治－手册 Ⅳ. ①R541.4-62

中国国家版本馆CIP数据核字(2023)第127146号

高血压防治知识手册

GAOXUEYA FANGZHI ZHISHI SHOUCE

出版发行	贵州出版集团　贵州科技出版社	
地　　址	贵阳市观山湖区会展东路 SOHO 区 A 座（邮政编码：550081）	
出 版 人	王立红	
经　　销	全国各地新华书店	
印　　刷	贵州新华印务有限责任公司	
版　　次	2023 年 6 月第 1 版	
印　　次	2023 年 6 月第 1 次	
字　　数	43 千字	
印　　张	2.375	
开　　本	787 mm x 1092 mm　1/32	
定　　价	12.00 元	

"农村健康生活知识手册"丛书编委会

总序

  "贵州乡村振兴"书系诞生于如火如荼实施的乡村振兴战略大背景之中，从立意、策划、约请作者、编辑书稿、整体设计，直至当前首批成果即将付梓，时间已过去三年。三年中，书系历经多次思路的调整和具体方案的修改，人事也多有变更，但书系所有参与者为乡村种植、养殖产业发展提供技术服务，为乡村生态文明建设提供价值引领，为乡村振兴取得新成果进行总结与宣传的"初心"，迄今没有改变。

  编辑出版"贵州乡村振兴"书系，主要目的是让最前沿的科学知识和成熟的实用技术尽快转化为解决实际问题的要素和生产力提升的推进器。伴随着"贵州乡村振兴"书系抵达田间地头，实用知识和技术"飞入寻常百姓家"。在中国这样有着悠久历史的农业大国，农业科学技术日新月异，不断地推动着种植业、养殖业的发展；与此同时，我国是人口大国，为人民健康保驾护航的医学同样发展迅速。快速发展意味着科学知识、实用技术更新迭代的加快，只有使用最新的成熟技术和知识，才能为贵州产业发展、生态环保、健康生活提供保障，满足广大群众的期盼和渴求。书系中的各个板块，都力图将相关领域最新科学知识和技术化繁为简、化难为易，让阅读该书的广大群众尽快掌握和运用。

在形式上，书系以图文搭配、图文互彰的活泼形式，让严谨的科技知识更易被普通群众接受。书系的主要服务对象为活跃在田间地头的科技特派员、村里的种植户与养殖户（包括合作社、公司等负责人）、农村特殊人群（如患常见疾病的病人、职业病病人、孕产妇、老年人、儿童等）、驻守一线的村干部、返乡大学生、农技员等，如何将正确的理念、前沿的知识、优秀的技术"接地气"地传达给他们，经调查研究、试验、甄别，参考优秀"三农"图书，最终，我们采用科普读物、学术专著兼具，但对科普有所偏重的组织架构。其中，科普读物采用清晰明了的图片、图示配合简明易懂的文字这一出版形式：文字简洁，可以让读者直接抓住实用知识和信息，不走弯路，节省时间；清晰的图片、图示，既可将方块字、数据蕴含的信息可视化，又能丰富和补充文字信息，甚至能呈现由于文字自身的模糊性而无法清楚传递的信息。活泼的设计也有助于调节视觉疲劳和阅读节奏，让纯粹以获取知识和技能、解决问题和困难为目的的阅读不再枯燥乏味。此外，书系中大部分图书采用了口袋书设计，便于携带。

书系的作者，都是在相关领域有扎实的专业知识的。在种植、养殖板块，我们邀请了从事教学和研究多年的专家，以及长期深入田间地头指导具体操作的科技特派员和农技员；在健康板块，作者都从医多年，对于农村人群健康素养水平的提升、常见疾病的防治等经验丰富；在农村"五治"（治垃圾、治厕、治水、治房、治风）板块，我们邀请了从事规划和教学的专家……总之，书系作者既对自己研究的领域有扎实研究，又熟悉贵州的气候、资源禀赋、地形地貌等，与此同时，他们还十分了解这片土地上生活着的人们内心的期待和需求，有着以自身所学所研回馈这片土地的质朴赤子情，也有着"将论文写在大地上"的奋斗精神。

　　"贵州乡村振兴"书系目前包含"生态农村建设系列"丛书、"农村健康生活知识手册"丛书、"茶叶栽培加工技术手册"丛书、"特色中药材种植养殖技术手册"丛书、"林木作物、农作物种植技术手册"丛书、"畜禽养殖技术手册"丛书、"水产生态养殖技术手册"丛书、"农技员培训系列"丛书等。随着乡村振兴战略的实施，我们也将适时新增板块，以配合和助力贵州乡村振兴的强力推进。当然，虽名为"贵州乡村振兴"书系，主要是为配合贵州乡村振兴工作而策划，但也适用于国内其他部分省（区、市）。

　　贵州曾是全国脱贫攻坚主战场，当前则是全国乡村振兴战略实施的主战场，统筹城乡一体化发展的任务十分艰巨。

希望"贵州乡村振兴"书系的推出，可以切实助力于"新型工业化、新型城镇化、农业现代化、旅游产业化"目标的实现，乃至助力于全面建成社会主义现代化强国和实现中华民族伟大复兴。

是为序。

中国工程院院士

贵州大学校长

2023 年 3 月

序

　　提升农村群众健康素养水平是实施乡村振兴战略的重要前提，是农村经济社会发展的重要基础，是巩固拓展脱贫攻坚成果的重要保障。2021年，中央一号文件《中共中央　国务院关于全面推进乡村振兴加快农业农村现代化的意见》专门提出：全面推进健康乡村建设，加强妇幼、老年人、残疾人等重点人群健康服务，加强对农村留守儿童和妇女、老年人以及困境儿童的关爱服务。2022年，《国务院关于支持贵州在新时代西部大开发上闯新路的意见》（国发〔2022〕2号）进一步提出：推进健康贵州建设，提升基层卫生健康综合保障能力。2023年，《中共中央　国务院关于做好2023年全面推进乡村振兴重点工作的意见》提出：加强农村老幼病残孕等重点人群医疗保障，最大限度维护好农村居民身体健康。

　　我国现有5亿多农村人口，其中外出务工人员，以及留守老人、留守儿童等特殊人群占很大比例。贵州省疾病预防控制中心的监测数据显示，贵州农村人群的死亡率高于全国及西部平均水平，因慢性病导致的死亡人数占农村全部死亡人数的84.0%。2018年，贵州农村居民接受健康体检的比例仅有32.2%，低于城市地区比例（41.0%），而高血压、糖尿病等慢性病的患病率，农村与城市已没有差异。

　　如何做好巩固拓展脱贫攻坚成果和乡村振兴的有效衔接，如何推进健康乡村建设，开展健康知识的普及与宣传，增强农村群众的文明卫生意识和健康素养水平，是巩固拓展健康扶贫成果、实施乡村振兴战略的重要课题。

欣闻"贵州乡村振兴"书系即将出版，其中由贵州省疾病预防控制中心牵头编写的"农村健康生活知识手册"丛书以图文并茂的形式，围绕当前农村地区的常见病、多发病以及广大农村群众关心的健康问题，不仅介绍了高血压、糖尿病等常见病的防治知识，老年人、儿童、孕产妇等重点人群的健康管理方法，农村常见毒蘑菇识别要点，农村常见意外伤害、自然灾害防治知识等，还对农村群众就业、就医中急需的职业病防治、医保政策要点以及合理用药、免疫接种、膳食营养等知识进行了科普宣传，内容深入浅出，文字通俗易懂，契合农村群众的实际需要。这种形式的健康科普非常符合世界卫生组织提出的"将健康融入所有政策（Health in All Policies，HiAP）"的方针，必能为提升广大农村群众的健康素养水平发挥积极的作用。

衷心祝愿阅读该丛书的广大农村群众，更加健康，更加幸福！

2023 年 2 月 1 日

（吴静为中国疾病预防控制中心慢性非传染性疾病预防控制中心主任，研究员）

目 录

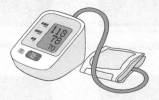

第一篇

什么是高血压？

血 压

血压即血液在血管内流动时对血管壁产生的侧压力。平常所说的血压指动脉血压，一般指主动脉血压。一般采用间接测量，即在血管外给予不同压力时测量血液通过情况，以便捷、无创地获得血压值。

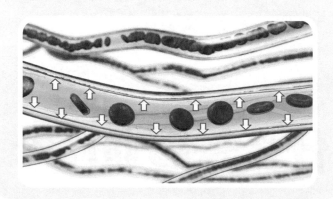

高血压

|定 义 ⭐

高血压就是血压超过正常范围。目前我国以诊室收缩压（俗称高压）≥140毫米汞柱（mmHg）和/或舒张压（俗称低压）≥90毫米汞柱*作为成人高血压的诊断标准。血压水平分级见表1。

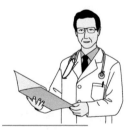

　　* 收缩压≥140毫米汞柱和/或舒张压≥90毫米汞柱中的"和/或"表示收缩压≥140毫米汞柱且舒张压≥90毫米汞柱、收缩压≥140毫米汞柱且舒张压<90毫米汞柱、收缩压<140毫米汞柱且舒张压≥90毫米汞柱这3种情况。下文中出现的"和/或"意义与此处类同。

表1 血压水平分级

单位：毫米汞柱

级 别	收缩压		舒张压
正常血压	<120	和	<80
正常高值	120~139	和/或	80~89
高血压	≥140	和/或	≥90
1级高血压（轻度）	140~159	和/或	90~99
2级高血压（中度）	160~179	和/或	100~109
3级高血高（重度）	≥180	和/或	≥110
单纯收缩期高血压	≥140	和	<90

资料来源：《中国高血压健康管理规范（2019）》。

高血压的诊断依据

★ 以诊室血压为主要依据。

★ 未服用降压药的人，首诊发现收缩压≥140毫米汞柱和/或舒张压≥90毫米汞柱，建议在4周内复查2次，非同日3次测量的血压均达到上述标准的，可以确诊为高血压。

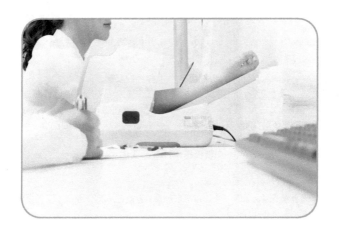

▋我国高血压的流行情况 ⭐

高血压可以导致心、脑、肾、眼等多种器官病变，是脑卒中、致死性心肌梗死等疾病的独立危险因素。收缩压每升高 10 毫米汞柱，脑卒中与致死性心肌梗死发生的概率分别增加 53% 与 31%。

1958—2018 年，我国高血压患病率呈上升趋势。截至 2018 年，我国 18 岁及以上人群高血压患病率约为 27.5%。高血压患者中，仅有 11% 血压控制达标。

心脏病

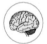
神经性疾病

肾脏病变

血管损伤

头痛

视网膜病变

本页数据资料来源于《中国脑卒中防治指导规范（2021 年版）》《中国心血管健康与疾病报告（2022）》。

血压增高的原因 ✪

★ 血管性的原因。

由于年龄增长、长期吸烟、过量饮酒或疾病导致血管壁僵硬度增加。

★ 血容量性的原因。

由于钠摄入过多、肾功能不全导致循环血容量增加。

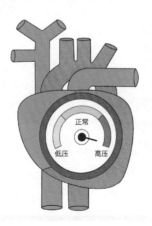

高血压的危险因素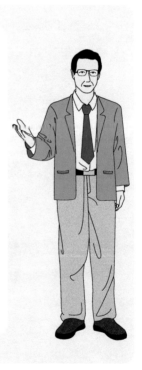

★ 高盐饮食。

★ 高脂血症。

★ 超重、肥胖。

★ 运动不足。

★ 长期吸烟。

★ 过量饮酒。

★ 有早发心血管疾病家族史
（一级亲属中男性发生冠
心病或脑卒中的年龄＜55
岁，女性发生冠心病或脑
卒中的年龄＜65岁）。

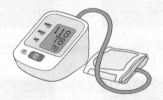

第二篇

高血压可以分为
哪些类型?

按高血压的发病原因分类

原发性高血压 ⭐

原发性高血压是指由多种生理性、病理性因素的共同作用引起的血压升高，占所有高血压的 90%。

患病率随患者年龄增长而增加。

原发性高血压的发病原因

遗传因素　　　长期吸烟　　　　肥胖　　　　高盐饮食

过量饮酒　　　精神压力大　　　缺乏运动　　　年龄增长

继发性高血压 ⭐

继发性高血压是指由阻塞性睡眠呼吸暂停低通气综合征、肾脏疾病、内分泌疾病等其他疾病，或服用会导致血压升高的药物或补充剂引起的血压升高，占所有高血压的10%。如果及早发现继发性高血压，并针对病因进行有效治疗，可使血压下降或恢复正常。

继发性高血压的发病原因

阻塞性睡眠呼吸暂停
低通气综合征

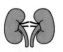

肾脏疾病

服用会导致血压升高的
药物或补充剂

内分泌疾病
（肾上腺或甲状腺疾病）

按高血压的患病人群分类

妊娠高血压

妊娠与高血压并存。

老年人高血压

初次诊断为高血压时年龄 ≥ 60 岁。

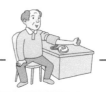

儿童高血压

初次诊断为高血压时年龄 <18 岁，与成人高血压的诊断标准不一样。

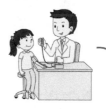

高血压急症

定 义

> 高血压急症是指原发性高血压或继发性高血压患者在某些诱因作用下，血压突然显著升高（一般收缩压超过180毫米汞柱、舒张压超过120毫米汞柱），同时伴有进行性心、脑、肾等重要靶器官功能急性损害的一种严重危及生命的临床综合征。

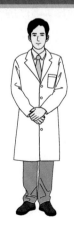

一部分高血压急症并无特别高的血压值，如高血压并发急性肺水肿、主动脉夹层动脉瘤、心肌梗死等，血压仅为中度升高，但对靶器官功能影响很大，也应视为高血压急症。

高血压急症的处理 ☆

★ 将患者及时送到具有相应处理能力的医疗机构就医。

★ 在医院持续监测患者血压及生命体征。

★ 去除或纠正引起患者血压升高的诱因及病因。

★ 酌情使用有效的镇静药以消除患者恐惧心理。

★ 尽快应用合适的降压药控制患者血压，以阻止靶器官进一步被损害；对已受损的靶器官给予相应的处理，以降低并发症发生率。

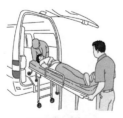

及时送往医院

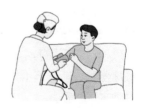

定时量血压

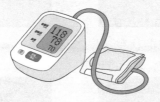

第三篇

高血压有哪些
症状?

康博士，高血压的症状有哪些？

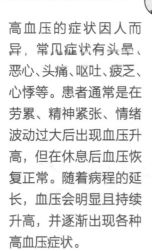

高血压的症状因人而异，常见症状有头晕、恶心、头痛、呕吐、疲乏、心悸等。患者通常是在劳累、精神紧张、情绪波动过大后出现血压升高，但在休息后血压恢复正常。随着病程的延长，血压会明显且持续升高，并逐渐出现各种高血压症状。

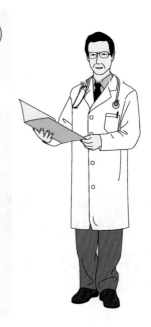

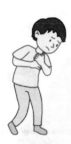

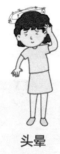

头晕

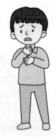

心悸

**高血压的
常见症状**

恶心

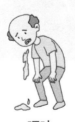

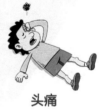

头痛

疲乏

呕吐

康博士,所有高血压患者都一定会出现临床症状吗?

少部分高血压患者可能有头晕、头痛、心悸、疲乏等症状,但大部分高血压患者通常不会出现任何临床症状。

没有出现临床症状的高血压患者不等于不需要治疗,一定要引起重视,不要掉以轻心。

没有症状 ≠ 不需要治疗

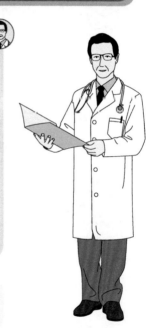

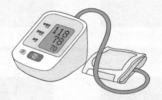

第四篇

高血压有哪些危害？

对大脑的损害

早 期 ★

导致头痛、头晕、脑功能性损害。

晚 期 ★

导致出血性脑卒中，甚至瘫痪。

高血压会引起脑血管破裂继而发生出血性脑卒中，也就是人们常说的脑出血。

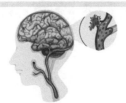

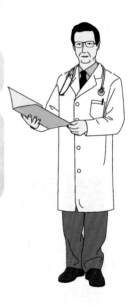

对眼的损害

早 期 ⭐

导致视力下降、视物模糊、飞蚊症、眼底出血等。

晚 期 ⭐

严重者可能导致失明。

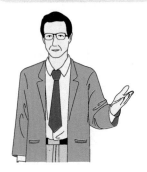
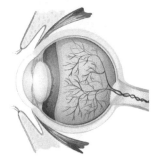

对心脏的损害

早 期⭐

虽无明显症状，但冠心病发生风险增加。

晚 期⭐

由"重动气促"发展为"轻动气促"，进一步发展为"不动也促"。

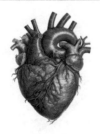

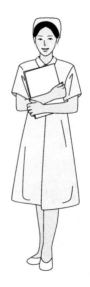

对肾脏的损害

早　期 ⭐

无明显症状。

晚　期 ⭐

出现肾功能衰竭的症状，如水肿，蛋白尿，高钠血症，高钾血症，血尿素氮、肌酐无法排出体外，等等。

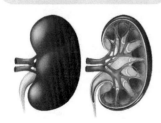

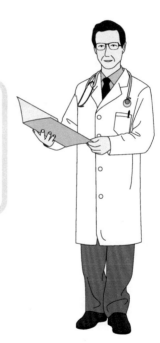

第五篇

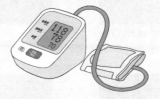

如何规范测量血压?

正确选择血压计

台式水银血压计 ⭐

使用需配合听诊器，不推荐家庭自测使用。

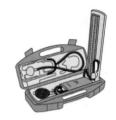

上臂式医用电子血压计 ⭐

经国际标准认证的上臂式医用电子血压计测量精度接近台式水银血压计，使用方便，推荐使用。

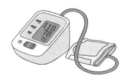

腕式电子血压计 ⭐

不推荐使用。

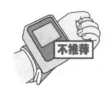

…

诊室及诊室外高血压诊断标准（表2）

表2 诊室及诊室外高血压诊断标准

单位：毫米汞柱

分　类	收缩压		舒张压
诊室测量血压	≥ 140	和 / 或	≥ 90
动态血压监测			
白天	≥ 135	和 / 或	≥ 85
夜间	≥ 120	和 / 或	≥ 70
24 小时	≥ 130	和 / 或	≥ 80
家庭自测血压	≥ 135	和 / 或	≥ 85

资料来源：《国家基层高血压防治管理手册（2020版）》。

动态血压监测、家庭自测血压均为平均血压。

血压测量前的注意事项

背部挺直，轻靠在椅背上。 ⑧

测量前至少30分钟不吸烟、不饮酒，并提前解小便。 ⑦

全身肌肉放松，不要做握拳等动作。 ⑥

双脚平放在地上，不要跷二郎腿。 ⑤

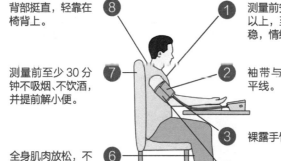

① 测量前安静休息5分钟以上，至呼吸、心率平稳，情绪平静。

② 袖带与心脏在同一水平线。

③ 裸露手臂，绑好袖带。

④ 袖带松紧度以可以伸进1~2根手指为宜。

第五篇

血压测量中的注意事项

★ 裸露一侧手臂，将肘部放于桌上，手掌向上，自然摊开。

★ 测量血压的过程中不要与他人交谈。

★ 第一次测量血压时，左右两侧手臂都应测量。

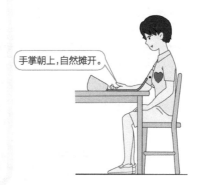

手掌朝上，自然摊开。

血压的测量频率

★ 血压正常人群建议每年至少测量血压 1 次。

★ 高血压高危人群（指超重者或肥胖者、高盐饮食者、长期吸烟者、长期过量饮酒者、长期精神紧张者、长期体力活动不足者等）建议经常测量血压，并接受医生的健康指导。

★ 高血压患者中，经治疗血压已达标者，建议至少每 3 个月测量血压 1 次；血压未达标者，建议每 2~4 周测量血压 1 次。

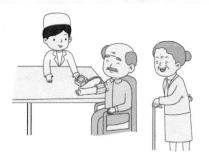

诊室血压的测量次数

首诊应测量双臂血压，以后通常测量读数较高的一侧手臂的血压。若双臂血压测量值差异超过 20 毫米汞柱，应进一步检查，以排除锁骨下动脉狭窄的可能 。

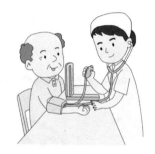

测量 2 次，每次间隔 1~2 分钟，取平均值记录。若 2 次测量结果差异大于 10 毫米汞柱，则需要进行第 3 次测量，取后 2 次的平均值记录。

动态血压监测

动态血压监测是指通过随身携带的动态血压记录仪，持续记录佩戴者 24 小时内的血压。

动态血压监测用于诊断可疑的高血压，识别白大衣高血压，了解佩戴者血压昼夜节律。

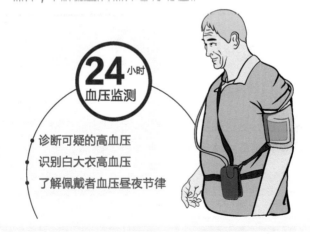

24 小时
血压监测

- 诊断可疑的高血压
- 识别白大衣高血压
- 了解佩戴者血压昼夜节律

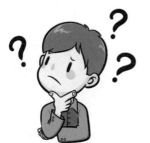

什么是白大衣高血压?

白大衣高血压指患者见到穿白大衣的医生后产生紧张情绪,导致诊室血压一过性升高,但诊室外动态血压监测和/或家庭自测血压正常。

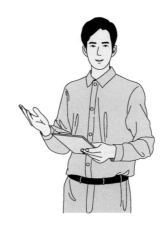

什么是隐蔽性高血压?

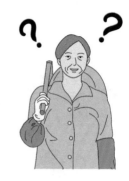

隐蔽性高血压是指诊室血压正常,但诊室外的动态血压监测和/或家庭自测血压升高。

隐蔽性高血压的患病率为10% ~ 26%。与血压正常的人相比,隐蔽性高血压患者的心血管事件发生风险显著增加,接近甚至超过高血压患者。

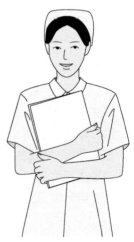

第五篇

家庭自测血压

定 义 ★

家庭自测血压是指患者在医疗单位外（一般在家中）自己测量的血压。但高度精神焦虑患者，不建议进行家庭自测血压。

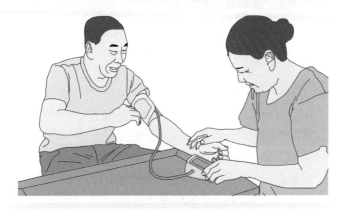

家庭自测血压是自我管理血压的核心内容，建议积极推广。

家庭自测血压的意义 ✪

★ 提高高血压的知晓率。

家庭自测血压的重要意义在于通过规范血压监测，更早地发现血压升高，并进行及时诊断与治疗，延缓或减少并发症的发生，改善患者预后。

★ 提高高血压诊断的准确性。

家庭自测血压可获取日常生活状态下的多次血压记录，可更准确、更全面地反映被测量者日常状态下的血压水平，也可识别白大衣高血压，发现隐蔽性高血压，可提高高血压诊断的准确性。

★ 提高高血压患者预后判断的准确性。

与诊室血压相比，家庭自测血压可更好地预测高血压患者心血管事件的发生风险，提高对高血压患者预后判断的准确性。

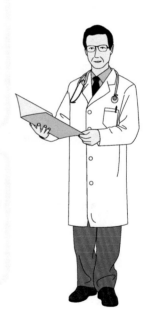

★ 提高血压控制率。

家庭自测血压可增强患者的主动参与性，改善患者长期治疗的依从性，提高血压控制率。

家庭自测血压的测量频率 ☆

★ 新诊断、治疗早期或经治疗血压未达标者。

就诊前每天早、晚各测量血压1次，每次测量
2～3遍，间隔1分钟，连续测量5～7天，取
平均值。

★ 经治疗血压达标且稳定者。

每周至少测量1天，早、晚各测量1次，每次测量
2～3遍。

家庭自测血压的测量时间 ☆

★ 早上。

起床后1小时内、服降压药前、早餐前、排尿后，
在相对固定的时间测量血压。

★ 晚上。

晚餐后、临睡前、排尿后，在相对固定的时间测量血压。

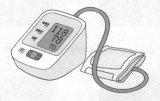

如何规范治疗高血压?

治疗原则

高血压治疗的三原则是"达标、平稳、综合管理"。

治疗高血压的主要目的是降低心脑血管并发症的发生率和死亡风险。

▍达 标 ✿

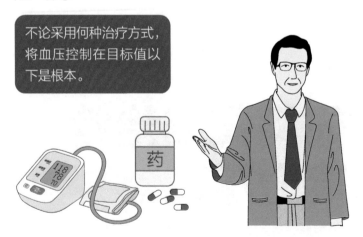

不论采用何种治疗方式，将血压控制在目标值以下是根本。

平 稳 ☆

长期坚持生活方式干预和药物治疗对保持血压长期平稳至关重要。

长效降压药有利于每日血压的平稳控制，对减少心血管并发症有益。因此，推荐使用长效降压药。

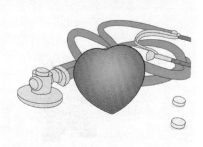

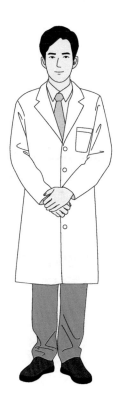

| 综合管理 ⭐

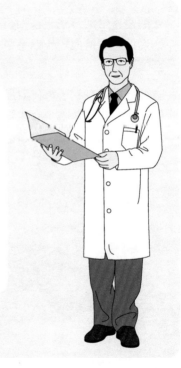

在选择降压药时，应综合考虑伴随的合并症（如高血压合并心肌梗死、高血压合并糖尿病、高血压合并慢性肾脏疾病、高血压合并心绞痛等）情况，以降低心血管疾病再发及死亡风险为目的。

降压目标

普通高血压患者 ⭐

收缩压 < 140 毫米汞柱，
且舒张压 < 90 毫米汞柱。

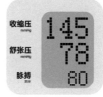

年龄 ≥ 80 岁且未合并糖尿病或慢性肾脏疾病的患者 ⭐

收缩压 < 150 毫米汞柱，
且舒张压 < 90 毫米汞柱。

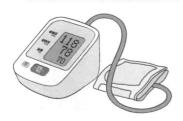

积极开展生活方式干预

生活方式干预也是高血压治疗的一部分。

生活方式干预也叫非药物治疗，包括减少钠盐摄入、合理膳食、控制体重和腰围、戒烟限酒、适量运动、保持心理平衡等。

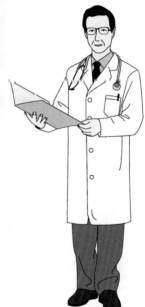

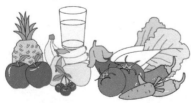

减少钠盐摄入 ⭐

少吃泡菜、香肠、腊肉等含盐量高的食物。

建议每人每日食盐摄入量不超过6克。

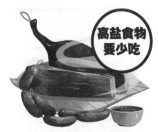

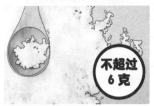

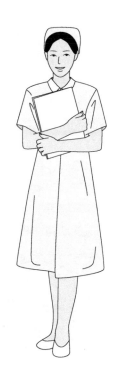

▌合理膳食 ⭐

推荐得舒（DASH）饮食。若饮食中能维持足够的钾、镁、钙等离子的摄取，并尽量减少油脂的摄入，则可以有效地控制血压。建议饮食以新鲜蔬菜、水果、低脂或脱脂乳制品、禽肉、鱼肉、大豆、坚果等为主，少食糖、红肉（如猪肉、羊肉等）以及富含饱和脂肪酸的动物性油脂。

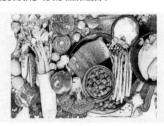

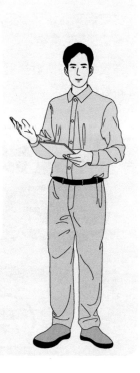

控制体重和腰围 ★

★ 控制体重。

将体重指数（BMI）的数值控制在 18 ~ 24 。体重指数等于体重除以身高的平方，计算时体重以千克为单位，身高以米为单位。

★ 控制腰围。

- 男性腰围小于 90 厘米；

- 女性腰围小于 85 厘米。

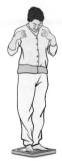
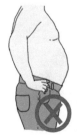
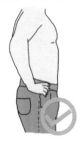

▍戒烟限酒 ⭐

★ 戒烟。

不吸烟，避免被动吸烟。

★ 限酒。

- 不饮酒或限制饮酒，可少量饮用低度酒，避免饮用烈酒。

- 男性每日酒精摄入量不超过 25 克，女性每日酒精摄入量不超过 15 克；男性每周酒精摄入量不超过 140 克，女性每周酒精摄入量不超过 80 克。

戒烟

限酒

适量运动 ⭐

除日常生活的活动外，提倡进行有规律的中等强度运动，如慢跑、骑自行车、游泳等。一般建议成年人每周运动 4~7 天，每天累计进行 30~60 分钟中等强度运动。

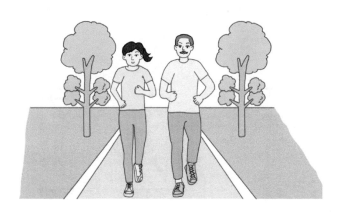

可采取有氧运动、阻抗运动和伸展运动等运动方式。建议以有氧运动为主，无氧运动作为补充。

运动强度因人而异，须结合自身身体情况，切不可盲目加大运动强度。

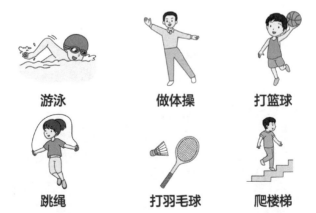

游泳　　　　　做体操　　　　　打篮球

跳绳　　　　　打羽毛球　　　　爬楼梯

当高血压患者运动过程中出现以下情况时，应立即停止运动。

★ 胸部、颈部、肩部或手臂有疼痛感和压迫感。

★ 面色苍白、大汗，感到头晕、恶心。

★ 肌肉痉挛，关节、足踝和下肢发生急性疼痛。

★ 严重疲劳、严重下肢痛或出现间歇性跛行。

★ 严重呼吸困难、发绀。

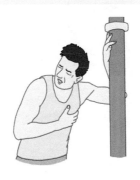

保持心理平衡 ★

出现精神压力过大，且无法通过自我调节解决时，可到专业医疗机构就诊，避免因精神压力过大导致血压波动。

高血压患者应进行精神压力管理，在医生指导下进行个体化认知行为干预。必要时可采取心理治疗联合药物治疗的方法来缓解焦虑和精神压力过大。

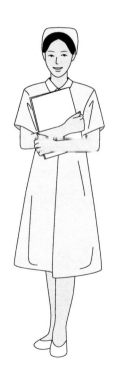

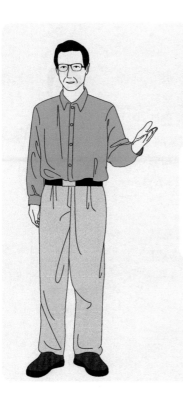

减轻精神压力，保持心情愉悦。规律作息，保证充足睡眠，不熬夜。

药物治疗

常用降压药的分类 ★

常用降压药可分为五大类，即血管紧张素转化酶抑制剂（ACEI）、血管紧张素Ⅱ受体阻滞剂（ARB）、β受体阻滞剂、钙通道阻滞剂（CCB）和利尿剂。为方便记忆，分别以A、A、B、C、D代称。

★ A（两类）：血管紧张素转化酶抑制剂和血管紧张素Ⅱ受体阻滞剂。

★ B：β受体阻滞剂。

★ C：钙通道阻滞剂。

★ D：利尿剂。

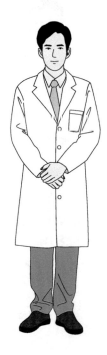

降压药的降压原理 ⭐

★ 减少整体血容量。

★ 降低神经兴奋性。

★ 减少血管平滑肌紧张程度。

★ 减少细胞内钙离子水平。

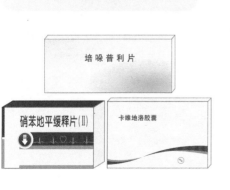

培哚普利片

硝苯地平缓释片(Ⅱ)

卡维地洛胶囊

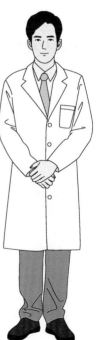

联合降压治疗 ★

为了使血压达到目标水平，大部分高血压患者需要联合使用2种及以上降压药进行治疗，也就是"联合降压治疗"。

合理的联合降压治疗是利用不同类型降压药作用机制的互补性，以达到更好的降压作用；或利用不同类型降压药不良反应相互抵消；或利用几种药物共同发挥作用以减少每种药的剂量，达到更好的治疗效果。

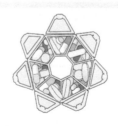

启动药物治疗的时机

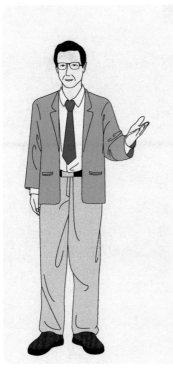

所有高血压患者一旦确诊，建议在生活方式干预的同时立即启动药物治疗。

初次诊断高血压的低危患者，也可以先在医务人员的指导下进行3个月的单纯生活方式干预，3个月后如果血压未达标，再启动药物治疗。

严格监测血压，做好自我管理

★ 血压控制达标且平稳者，可每周自测 1~2 天血压，早晚各 1 次。

★ 在固定时间自测坐位血压。

★ 详细记录每次测量血压的日期、时间，以及所有测得的血压值（可用书后的附表记录），而不是只记录平均值。就诊时，应尽可能向医生提供完整的血压记录。

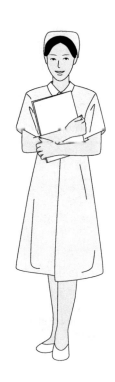

血压老降不下来的原因

首先，应当排除用药方面的问题，即是否按要求服用降压药，服药剂量、服药频率是否正确，是否遵照医嘱规律服药。

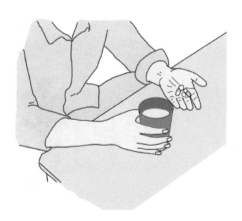

已经按医嘱规律服药，但血压仍无明显改善者，应及时到正规医疗机构咨询或就诊，以排除继发性高血压。

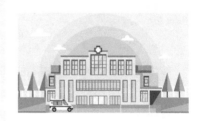

此外，患者仅服用降压药而不纠正不良的生活方式，也会影响药物的降压效果。

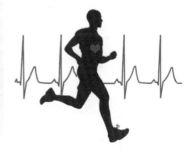

理性对待降压药的不良反应

降压药的不良反应只出现于一部分患者中，且往往是在刚开始服药时出现，多数患者坚持服药一段时间后会建立耐受，不良反应会逐渐减轻或消失。

对于不良反应较为明显的患者，通常在调整药物治疗方案后不良反应即可消除。

药物降压治疗带来的治疗收益远超过可能存在的治疗风险（不良反应），患者不必过于焦虑。

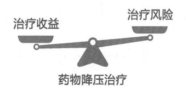

第六篇

附表 血压监测记录表

姓名： 性别： 年龄： 身高： 体重：

日期	时间	心率	收缩压	舒张压	服药情况			情绪		最近一次进食时间	备注
					名称	剂量	服药时间	平静	紧张		